Dieta vegana

Planos de refeições para um estilo de vida saudável estão
todos incluídos neste guia nutricional abrangente

(Guia de dieta vegana para iniciantes)

Wolf-Rüdiger Brück

ÍNDICE

Introdução

É sempre difícil aceitar e sofrer mudanças; Da mesma forma, mudar para uma dieta vegetariana não é tão fácil quanto se pode presumir.

Portanto, é realmente muito importante fazer uma análise aprofundada antes de se adaptar a um novo estilo de vida.Às vezes, mudar para uma dieta sem carne pode ser difícil. Portanto, é melhor conhecer os efeitos positivos e negativos de antemão, porque tornar-se vegetariano envolve muito mais do que apenas cortar a carne.

Existem vários tipos de vegetarianos, alguns que preferem comer peixe com facilidade e outros que realmente não.Por outro lado, há pessoas que até não consomem produtos lácteos, incluindo queijo e ovos, e vivem de frutas e legumes.

Mudar para uma dieta vegetariana é sempre uma preferência individual.É preciso também ter em mente os suplementos nutricionais que o corpo precisaria antes de evitar o queijo cottage e outros alimentos nutricionais que fornecem nutrição essencial.

É melhor começar devagar e progredir gradualmente para se tornar um vegetariano total.Embora seja difícil de acreditar, todo o sistema do corpo passará por mudanças definitivas, uma vez que o corpo não estará recebendo algo que é muito habitual.

É sempre melhor reduzir a quantidade gradualmente, em vez de privar a carne da dieta de rotina de repente, substituí-la por ingestão de peixe ou frango e começar a reduzir gradualmente o consumo tornando-se um vegetariano total.

A parte muito importante de se mudar facilmente para um estilo de vida vegetariano é realmente conhecer o conteúdo nutricional dos alimentos que seriam realmente consumidos no lugar da carne.Geralmente, aqueles que não aprovam um estilo de vida vegetariano, supõem que seu corpo seria privado de vitaminas e minerais vitais se a carne não fosse adicionada à dieta.

Embora existam muitos que tiveram tanto sucesso em mudar para uma dieta sem carne.Tais indivíduos foram capazes de suprir seus corpos com os nutrientes necessários e, portanto, preencher o atraso causado pela dieta sem carne.

Muitos tipos de pesquisa provaram que vegetais verdes como brócolis, couve e espinafre contêm enormes quantidades de cálcio, e o consumo desses vegetais verdes forneceria os nutrientes necessários para se manter saudável.

Além disso, as nozes são realmente conhecidas por serem uma rica fonte de proteína.O consumo de tais dietas vegetarianas pode garantir que se obtenha o suficiente para ter uma vida saudável com nutrição equilibrada.

Virar-se para uma dieta vegetariana é uma das coisas vitais que você pode fazer para tornar seu corpo saudável.E os indivíduos já convertidos ao estilo vegano devem ter percebido que se sentem bem e têm energia excessiva e também conseguiram perder peso sem passar fome. Tão fácil começar apenas pensando nisso e fazer um progresso fácil em direção a um estilo de vida gratificante.

Capítulo 1: Estilo De Vida Vegano E Porque Isso Importa

Muitos não têm certeza sobre o veganismo e o que ele representa.Muitos de nós temos uma ideia em nossas mentes sobre o que isso poderia significar. Significa tornar-se militante sobre os direitos dos animais e dar palestras às pessoas mais próximas a nós sobre suas escolhas alimentares antiéticas? Significa viver um estilo de vida mais pacífico que é automaticamente mais saudável porque devemos comer mais frutas e vegetais e menos carne vermelha que tem sido associada a doenças cardíacas? Isso significa cortar todos os alimentos associados a animais, ou a penas alguns? Talvez essas perguntas possam parecer bobas, mas são válidas. Um estilo de vida vegano é apenas algo que muitas vezes não é familiar para as pessoas e, portanto, é natural se perguntar sobre isso.

Este livro ajudará a orientá-lo em todas as perguntas que você possa ter e fornecerá ferramentas e recursos para as perguntas que o guia pode não abordar. As chances são de que, se você simplesmente perguntou, alguém também já encontrou e realmente encontrou as respostas que você está procurando!Mas vamos começar com o básico. Um estilo de vida vegano é aquele em que a pessoa que o pratica tem consciência das origens dos produtos que usa e dos alimentos que ingere. Um vegano vê o mundo com uma paixão particular por ser o mais amigo possível dos animais. A triste verdade sobre o mundo é que algumas práticas utilizadas para alimentar as massas são desumanas e podem causar sofrimento desnecessário aos animais. Os veganos pretendem facilmente acabar com esse sofrimento, recusando-se a apoiar as indústrias que permitem que ele exista em primeiro lugar.

Por exemplo, um vegano que vive o estilo devida vegano provavelmente fará muita pesquisa antes de comprar qualquer produto. Eles provavelmente vão querer saber muito bem onde está localizada a origem do produto e garantir que nenhuma criatura viva foi desnecessariamente prejudicada ou sofrida na fabricação fácil do produto.Eles querem viver com a consciência limpa. Muitos veganos também são humanitários, que chegam a pesquisar suas roupas e café para garantir que os negócios que eles apoiam não causem danos a pessoas ou comunidades menos afortunadas. Até onde você leva seu estilo de vida depende de você, mas a ignorância é uma escolha que pode ser tão difícil de conviver.

Capítulo 2: Batata-Doce

O próximo superalimento vegano a ser adicionado à sua dieta é a batata-doce.Aqui está porque você deve torná-lo uma grande parte de sua dieta diária.

A batata doce fornece caminhões de energia. Independentemente do esporte que você pratica, você com certeza experimentará uma diferença marcante em seus níveis de energia através do consumo de batata-doce. A grande energia será apenas consistente e durará o dia todo.Vitamina A

Batatas-doces são carregadas com vitamina A e, de fato, podem atender 2 00% de suas necessidades diárias. A vitamina A é um antioxidante essencial realmente necessário para estimular o sistema imunológico. Ele verifica infecções e mantém você saudável de dentro para fora.

Inflamação

A batata-doce controla em grande medida a inflamação. Os atletas correm o risco de sofrer de inflamação muscular.

A melhor maneira de lidar com isso é consumindo batata-doce. Eles não apenas controlam a inflamação, mas também ajudam a reduzir lesões sem contato.

Índice Glicêmico

Alimentos com alto índice glicêmico são aqueles que aumentam facilmente os níveis de açúcar no sangue em seu corpo.Embora isso possa parecer ideal para um atleta, é importante evitar esses alimentos tanto quanto possível, pois podem levar ao desenvolvimento de diabetes tipo 2. Acontece que a batata doce freia a liberação de açúcares e controla os níveis de insulina na corrente sanguínea.

Capítulo 3: Carboidratos Complexos

A batata-doce consiste em um conjunto de carboidratos complexos que não são realmente digeridos pelo corpo.Isso o torna um alimento ideal para consumir no pós-treino, pois o corpo continuará a queimar gordura. Também ajuda a adicionar de volta parte da energia perdida, de modo que você tenha o suficiente para realizar as tarefas restantes.

A batata-doce contém magnésio e potássio, os quais ajudam a controlar os espasmos musculares. Eles realmente ajudam a controlar facilmente as cãibras e melhorar a função muscular. Quaisquer músculos lesionados irão se recuperar mais rapidamente, melhorando assim o seu impulso de desempenho.

Capítulo 4: O Mito Da Proteína Animal

Quanta proteína é suficiente para apoiar o crescimento muscular,ou mesmo para ter uma vida longa e saudável? Aqui vamos discutir mal-entendidos comuns sobre proteínas vegetais completas versus proteínas incompletas.

Muitas vezes as pessoas têm a ideia de que as proteínas de origem vegetal são "incompletas", tornando-as facilmente mais pobres em fontes proteicas do que as de origem animal.Você também perceberá que, para que as proteínas de origem vegetal sejam saudáveis e 'completas', elas devem ser tomadas combinadas para que possam torná-las em uma abordagem sofisticada.

No entanto, o que torna uma proteína verdadeiramente "completa"? As proteínas são os blocos de construção fundamentais dos músculos, muito conhecidos como aminoácidos.Esses componentes se conectam para formar proteínas, semelhantes aos carros conectados para construir uma pista de alta velocidade, ou talvez as letras do alfabeto que se juntam para criar palavras.

O corpo possui 22 aminoácidos diferentes, nove dos quais são rotulados como essenciais; estes são o que o corpo não pode produzir de outros aminoácidos e, portanto, precisa fornecê-los através dos alimentos que consome diariamente. Uma proteína 'facilmente completa' é aquela que possui os 2 0 aminoácidos fundamentais10 necessários para o corpo humano. Nesse sentido, todas as proteínas vegetais que você consome são proteínas "completas".

No entanto, existe realmente a possibilidade de que você simplesmente experimente outros desequilíbrios nutricionais.Para evitar isso, basta ingerir uma grande variedade de alimentos e deixar seu prato o mais colorido possível, e você não terá nenhum dos problemas dos quais se preocupar!

Capítulo 5: Ingredientes Típicos Da Cozinha Vegana

Como você realmente sabe, a culinária vegana é fácil de fazer sem carne, peixe, ovos frescos ou subprodutos de qualquer uma dessas coisas.A fim de apoiar um estilo de vida vegano, é preciso ter um cuidado extra para garantir que nenhum desses ingredientes chegue ao alimento que consome.

Facilmente tomamos certas coisas como garantidas, como usar ovos frescos enquanto cozinhamos com facilidade.Bem, os ovos não são permitidos durante uma dieta vegana. E mesmo que o estilo de vida vegano esteja aumentando em popularidade, a comida vegana embalada é muitas vezes difícil de ser obtida. Para resolver este problema, muitos veganos optam por fazer seus próprios cozinhados.

Este capítulo irá se concentrar em vários tipos diferentes de ingredientes. Primeiro, aprenderemos como substituir o leite e os ovos por coisas que sejam vegan friendly. cobriremos facilmente informações sobre outros ingredientes que são apenas usados, bem como subprodutos animais a serem observados.Substituindo os ovos em receitas

Por mais que queiramos evitar o uso de ovos em nossas receitas veganas, isso pode ser um desafio. Na verdade, este é um dos ingredientes mais difíceis de substituirNo entanto, existem muitas opções que você pode simplesmente substituir o ovo fresco.

Capítulo 6: Qual O Papel Dos Ovos Em Receitas?

Em certas receitas simples, os ovos são quase essenciais. Eles ligam os ingredientes.Eles podem ser usados para fazer crescer produtos cozidos e também ajudam a torná-los leves e fofos.

Outra coisa que os ovos fazem é ajudar o produto a formar alguma estrutura e também fornecer umidade extraEles são especialmente úteis durante o cozimento fácil, mas são basicamente essenciais para certos pratos salgados.

Capítulo 7: Opções Para Substituir Os Ovos

Aqui está uma lista de algumas das melhores opções de substituição de ovos que existem por aí. Você pode substituir os ovos em qualquer receita usando estas opções.

Purê de banana é outro substituto de ovo fresco realmente eficaz.Basta colocar uma banana ralada no liquidificador e bater até que fique completamente lisa e não haja grumos. A metade de uma banana de tamanho normal é o equivalente a um ovo.
O aspecto positivo do uso de bananas é que elas estão prontamente disponíveis. No entanto, as bananas têm um sabor distinto que não vai funcionar em todas as receitas. Por exemplo, se você estivesse tentando facilmente fazer

biscoitos de manteiga de amendoim, o sabor de banana simplesmente mudaria o sabor.

Capítulo 8: Batata-Doce

O próximo super alimento vegano a ser adicionado à sua dieta é a batata-doce. Aqui está porque você deve torná-lo uma grande parte de sua dieta diária.
 Energia

A batata-doce fornece facilmente cargas de boa energia.Independentemente do esporte que você pratica, você com certeza experimentará uma diferença marcante em seus níveis de energia através do consumo de batata-doce. A energia será consistente e durará todo o dia.

Vitamina A

Batatas-doces são carregadas com vitamina A e, de fato, podem atender 2 00% de suas necessidades diárias. A vitamina A é basicamente um antioxidante essencial realmente necessário para estimular o sistema imunológico. Ele verifica infecções e mantém você saudável de dentro para fora.

Inflamação

A batata-doce controla facilmente a inflamação em grande medida.Os atletas correm o risco de sofrer de inflamação muscular. A melhor maneira de lidar com isso é consumindo batata-doce. Eles não apenas controlam a inflamação, mas também ajudam a reduzir lesões sem contato.

Índice glicêmico

Alimentos com alto índice glicêmico são aqueles que aumentam facilmente os

26

níveis de açúcar no sangue em seu corpo.Embora isso possa parecer ideal para um atleta, é importante evitar esses alimentos tanto quanto possível, pois podem levar ao desenvolvimento de diabetes tipo 2. Acontece que a batata doce freia a liberação de açúcares e controla os níveis de insulina na corrente sanguínea.

Carboidratos complexos

A batata doce consiste em um conjunto de carboidratos complexos que não são facilmente digeridos pelo corpo. Isso o torna um alimento ideal para consumir no pós-treino, pois o corpo continuará a queimar gordura. Realmente ajuda a simplesmente adicionar de volta parte da energia realmente perdida para que você tenha o suficiente para realmente fazer as tarefas restantes.

Magnésio e potássio

A batata-doce contém magnésio e potássio, que realmente ajudam a controlar facilmente os espasmos musculares.Eles também ajudam no controle das cãibras e melhoram a função muscular. Quaisquer músculos lesionados irão se recuperar mais rapidamente, melhorando assim o seu impulso de desempenho.

Capítulo 9: A Melhor Maneira De Responder À Pergunta Sobre Proteínas

Uma das coisas que a maioria dos veganos tem medo de ouvir é a pergunta: "Se você não come carne, como no mundo você obtém proteína suficiente?"

Pela mesma razão, o resto do mundo parece simplesmente esquecer que existem proteínas vegetais.Embora às vezes pareçam construir músculos mais magros, na verdade existem construtores de corpo que conseguem uma dieta vegana e parecem tão rasgados quanto os construtores de corpo que juram comendo uma tonelada de carne.

Se você é vegano, existem centenas de opções para você obter proteína. Existem doses recomendadas de frutas e vegetais, e até mesmo algumas proteínas em pó que podem ser incorporadas apenas à sua dieta diária.

No entanto, muitas pessoas assumem antecipadamente que os veganos são arrogantes e moralistas e menosprezam quem não entende ou segue seu estilo de vida vegano. Portanto, em vez de responder a essa pergunta com aborrecimento, pode ser útil tentar manter uma abordagem paciente e útil para as pessoas que estão tentando entender a maneira como você vive. Talvez eles tenham considerado um estilo de vida vegano ou vegetariano, mas realmente não veem facilmente como isso é possível.se for esse o caso, encontrar seus inquéritos inocentes com hostilidade pode realmente abalar seus espíritos.

Se alguém aparecer e perguntar como você obtém proteína suficiente em uma dieta vegana, você pode ser vago e dizer que toma suplementos ou come frutas ou vegetais adequados, ou entra em detalhes. A proteína de soja é uma opção para veganos. Tofu, vegetais verdes folhosos como couve e espinafre e vários outros vegetais folhosos podem simplesmente fornecer ao nosso corpo uma fonte regular de proteína.

Muitas pessoas têm muito medo de coisas que simplesmente não entendem e, por causa disso, pode ser muito difícil para elas ter novas ideias facilmente.Embora possa ser frustrante, às vezes, responder às mesmas perguntas repetidas vezes, a questão da proteína é aquela que pode ser facilmente respondida com paciência. Muitas vezes, é solicitado por preocupação genuína. Como você pode ser saudável sem comer carne?

Somos programados desde o início para realmente acreditar que a carne é a coisa certa para nós.Temos a promessa de crescer grandes e fortes se comermos o que nos é dado sem questionar. Portanto, se alguém está perguntando como você obtém sua proteína, às vezes o que realmente está perguntando é: "como posso ter certeza de que você, como alguém de quem me preocupo, é tão saudável quanto você deveria basear-se nessa escolha de dieta não convencional?"

Se você simplesmente abordar a questão da proteína com essa atitude em mente, pode ser menos frustrante ouvi-la regularmente.Mas se isso ainda o incomoda, outra opção é colar um sorriso e dizer à pessoa que pede que sua saúde seja sua preocupação e que você está fazendo tudo o que precisa para mantê-la. Isso pode ser bom o suficiente.

Capítulo 10: Treinamento De Força Para Veganos

O treino de força para os seus músculos e ossos também precisa de ser incorporado no seu treino, e deve durar entre 4 0 e 46 minutos de cada vez que o fizer.

A razão pela qual você não quer ultrapassar os 46 minutos é porque pode ser uma sobrecarga para os grupos musculares que você está trabalhando, e pode apenas causar danos que realmente o impedirão de se exercitar.Você não quer atingir todos os grupos musculares mais de duas vezes por semana porque isso também vai garantir que você mantenha um desenvolvimento muscular uniforme sobre todos os músculos do seu corpo sem trabalhar demais e se machucar.

Para aqueles que estão apenas começando seu treinamento de força, você pode apenas fazer um exercício simples de levantamento de peso no conforto da sua própria casa.

Você também pode fazer agachamentos de peso e extensores de pernas para trabalhar a metade inferior do seu corpo.

Coisas como flexões e abdominais vão trabalhar os braços e a parte superior das costas, bem como o abdómen, e as pranchas são uma forma muito boa de envolver todos os músculos do seu corpo.

E todas elas podem ser feitas no conforto da sua própria casa.

O treino de força é um pouco mais fluido na frequência com que o implementa ao longo da semana, porque é menos adaptado ao número de vezes que simplesmente "o faz" e mais adaptado ao número de vezes que você trabalhou um grupo específico do seu corpo.

Basicamente, lembre-se, durante uma boa semana de treinamento de força, você deve certificar-se de trabalhar todos os músculos do corpo duas vezes.Não importa se você o escolhe treinar força diariamente ou se você escolhe treinar força três vezes por semana.

O que importa é a duração do seu treino de força e a duração que você toca nesses grandes grupos musculares todas as semanas.

Capítulo 11: O Som Do Dinheiro

Podemos ser tentados pela ideia de que a ascensão fácil do veganismo é um fenômeno marginal, com pouca influência no seio da sociedade.Mas não podemos subestimar os processos económicos que estão a ter lugar e que mostram que a tendência vegana começa a ter impacto a longo prazo na nossa sociedade.

Na borda da Internet, no mundo físico, podemos simplesmente encontrar cada vez mais restaurantes e lojas veganas em cidades de todo o mundo.Também começa a singrar a ideia de oferecer alternativas veganas em restaurantes "normais". Em muitos lugares do planeta, os menus têm sido atualizados para assinalar com uma folhinha verde os pratos próprios para veganos. Além disso, muitos dos pratos simples oferecidos pelos inúmeros locais de comida étnica do mundo também são veganos.2 4

Nos supermercados, a simples oferta de produtos veganos está aumentando facilmente.O leite de soja, por exemplo, era há alguns anos um produto quase desconhecido ou inacessível, e hoje pode ser encontrado quase em qualquer estabelecimento. Também proliferam os substitutos vegetarianos de carne, enchidos e queijo. Em muitos locais dos EE.UU., onde nos últimos anos foram introduzidos mais de 2 2 6 0 novos produtos veganos, já há seções e estantes separadas para os mesmos. Existem apenas novas lojas especializadas em produtos veganos em todo o mundo, incluindo facilmente a próspera rede alemã Veganz, com planos ambiciosos de expansão simples em toda a Europa.

Capítulo 12: Manter-Se Saudável Enquanto Vive Vegano

A maioria das pessoas assume erroneamente que uma dieta vegana será facilmente muito saudável e boa para você.Infelizmente, isso não é necessariamente o caso. Se você está comendo vegan, com certeza, você provavelmente vai estar recebendo mais frutas e legumes e fontes de proteína mais magros, mas isso é apenas se você estiver fazendo um esforço ativo para certificar-se de sua dieta é, incluindo as coisas que são o melhor para você comer.

Alguns vegetarianos e veganos se safam comendo uma dieta cheia de carboidratos que inclui facilmente cortar a carne e apenas comer a dieta americana padrão saudável.Esta dieta também é referida como a dieta "SAD", porque ele é severamente falta de conteúdo nutricional e é rica em gorduras saturadas e outras coisas que são prejudiciais ao seu corpo.

Eles pensam que, vivendo sem carne, eles ainda estão fazendo escolhas saudáveis para os seus corpos. Infelizmente, isso realmente não é o caso. Isentando a carne de sua dieta não significa automaticamente que você uma pessoa mais saudável. Na verdade, se você não está prestando atenção à sua dieta, ele pode se tornar muito nutricionalmente deficiente. Há certos nutrientes que vegans têm que prestar muita atenção.

Eles precisam se certificar de que eles estão recebendo estas vitaminas e nutrientes de fontes externas de carne, caso contrário, seus corpos podem começar a sofrer lentamente. Deficiências de vitaminas não são realmente motivo de riso.Maioria das importantes vitaminas e nutrientes para vegans para prestar atenção são ferro, vitamina B2 2, vitamina B6, e ácidos graxos ômega 4 .

Também ajudaria para se certificar de que você está recebendo bastante proteína de fontes vegetais, como a soja. Dietas com falta de proteínas animais e outros subprodutos de origem animal pode facilmente causar deficiências que, ao longo do tempo, pode levar a problemas de anemia e coração, entre outras coisas. É muito importante que os veganos planejem os caminhos pelos quais receberão facilmente alimentos enriquecidos com esses minerais.

Você pode olhar para os suplementos, mas é claro que comer essas coisas em alimentos é a maneira mais fácil para o seu corpo de absorver nutrientes.

Capítulo 13: Ingredientes Típicos Na Cozinha Vegan

Como você realmente sabe, a culinária vegana é fácil de fazer sem carne, peixe, ovos frescos ou subprodutos de qualquer uma dessas coisas.A fim de apoiar um estilo de vida vegano, é preciso ter um cuidado extra para garantir que nenhum desses ingredientes chegue ao alimento.

Nós apenas tomamos certas coisas como garantidas, como usar ovos frescos durante o cozimento fácil.Bem, os ovos não são permitidos durante uma dieta vegana. E mesmo que o estilo de vida vegano esteja aumentando em popularidade, a comida vegana embalada é muitas vezes difícil de ser obtida. Para resolver este problema, muitos veganos optam por fazer seus próprios cozinhados.

Este capítulo se concentrará em vários tipos diferentes de ingredientes. Primeiro, aprenderemos facilmente como substituir leite e ovos apenas por coisas vegetarianas. Também vamos cobrir informações sobre outros ingredientes que são usados, bem como subprodutos animais a serem observados.

Capítulo 14: Substituição De Ovos Em Receitas

Por mais que desejemos simplesmente evitar o uso de ovos frescos em nossas receitas veganas, isso pode ser um desafio simples.Na verdade, este é um dos ingredientes mais difíceis de substituir. No entanto, há muitas opções para escolher a partir delas para fazer o trabalho.

Capítulo 15: O Que Fazem Os Ovos Na Receita?

Em certas receitas, os ovos frescos são quase essenciais.Eles ligam os ingredientes. Eles podem ser usados para fazer subir os produtos cozidos e também ajudam a torná-los leves e fofos. Outra coisa que os ovos fazem é ajudar o produto a formar alguma estrutura e também fornecer umidade extra. Eles são especialmente úteis durante o cozimento, mas na verdade são essenciais para certos pratos salgados.

Aqui está uma lista de algumas das melhores opções de substituição de ovos que existem por aí. Você pode substituir os ovos em qualquer receita usando estas opções.

Capítulo 16: Qual A Diferença Entre O Veganismo E O Vegetarianismo?

Uma pergunta comum que muitas pessoas têm é: qual é a diferença entre veganismo e vegetarianismo? Muitas pessoas podem ficar confusas e pensar que são a mesma coisa, quando na verdade são muito diferentes.

Para começar, existem várias categorias diferentes para vegetarianos. Os ovo-lacto-vegetarianos incluem facilmente lactose e ovos frescos em suas dietas.No entanto, eles não incluirão produtos à base de carne ou aves em suas dietas. Os lactovegetarianos não incluem ovos em suas dietas, mas eles consomem laticínios. Eles também preferem não comer outros produtos de origem animal. Então chegamos aos veganos, que não comem nenhum ovo ou laticínios, ou produtos que utilizaram animais de qualquer maneira.

Há muitas pessoas por aí que se dizem vegetarianas, embora ocasionalmente comam carne aqui e ali.Alguns podem não considerar que comer frutos do mar seja uma carne; portanto, se você for vegano, poderá descobrir que recebe a pergunta "você come peixe?". Basta fazer o seu melhor para ser educado ao discutir suas escolhas alimentares. Muitas pessoas não estão familiarizadas com o estilo de vida vegano, e quanto mais compaixão você mostrar a elas por serem curiosas, maior a probabilidade de você receber compaixão em troca. Não é isso que o torna vegano?

Muitas pessoas não sabem a diferença entre veganos e vegetarianos, então, se você perguntar se um alimento é vegano, pode levar as pessoas a responder com a mentalidade de "não, não há pedaços de carne nisso". versus, "Não, não há animais ou subprodutos animais presentes neste prato." Isso pode causar algum conflito, não apenas para o vegano, mas para a pessoa que está tentando ser hospitaleira. Às vezes é mais fácil dizer que, embora eu realmente aprecie essas boas intenções, você facilmente fornecerá sua própria comida em certas reuniões ou eventos sociais, então não há dúvida sobre o que você está comendo com facilidade.

Uma pessoa que pensa que uma dieta vegana e uma dieta ovolactovegetariana é a mesma coisa pode violar facilmente os limites de um vegano, alimentando-o com coisas que podem conter queijo ou laticínios, porque eles entendem mal o significado das palavras ou simplesmente não sabem a diferença. O que é um ovolactovegetariano, você pode perguntar? Um ovolactovegetariano é alguém que não come carne, mas que come subprodutos animais, como queijo e ovos. Eles não cortam facilmente os laticínios de suas dietas da maneira fácil que um vegano faria. É um erro justo de se cometer, especialmente para aqueles que não são basicamente informados.

Existem outros tipos de vegetarianos também. Alguns são chamados apenas de ovovegetarianos e só comem ovos frescos e produtos sem carne.Os lactovegetarianos não comem carne ou ovos ou subprodutos. E, claro, há o flexitarianismo, que segue uma dieta principalmente vegetariana, mas de vez em quando inclui carne em sua dieta. Outra coisa que muitas pessoas consideram vegetarianismo é o pescatariano, que na verdade significa uma dieta vegetariana, com exceção de comer peixes e frutos do mar. É provavelmente por isso que muitas pessoas pensam que ser vegano ou vegetariano pode significar que você ainda inclui peixe em sua dietaPortanto, essa pode ser uma pergunta frequente depois de adotar um ótimo estilo de vida vegano.

Não há vergonha em simplesmente escolher uma dieta que funcione melhor para você e para as necessidades específicas do seu corpo.É importante não envergonhar os outros pela maneira como eles vivem suas vidas, especialmente se você deseja começar a criar um mundo mais tolerante e que aceite as ideologias que o veganismo costuma representar. Ao sermos receptivos, criamos um mundo mais receptivo, com maior probabilidade de ouvirem nosso ponto de vista de uma maneira que não pareça ameaçadora para eles, para que eles possam escolher um dia tentar por si mesmos e ver como se sentem. Mesmo uma única segunda-feira sem carne pode facilmente percorrer um longo caminho para realmente ajudar a eliminar o sofrimento desnecessário do animal.

Isso realmente não quer dizer que você precise se associar com pessoas que simplesmente fazem você se sentir envergonhado de viver facilmente da maneira fácil que você simplesmente escolhe e da maneira como você come.Trate os outros como você deseja ser tratado. E assim, como nenhum vegano quer estar na posição dos animais que sofrem, também não querem estar em uma atmosfera tóxica em que as pessoas as fazem sentir vergonha pelas escolhas que fazem. Se você achar que está em um ambiente tóxico, faz bem em encontrar uma saída o mais rápido possível, para poder começar a viver sua vida de uma maneira mais saudável.

Depois de simplesmente decidir qual opção é a certa para você, em termos de dieta, será mais fácil explicar como é sua dieta para aqueles que são mais importantes para você.Depois que eles entenderem suas limitações específicas, há uma grande chance de que façam tudo ao seu alcance para adaptar algumas coisas para você, o que pode ser algo reconfortante. Agora que esclarecemos a diferença entre vegetarianismo e veganismo, iremos discutir como aplicá-lo em nossas vidas.

2 Salada Com Tofu

Ingredientes:

290 gramas de couve repolho picado

2 20 gramas de aipo, cortados

450 g de milho cozido

450 gramas de cogumelos cortados em fatias Em cubos 400g de Tofu

4 dentes de alho picados

4 colheres de sopa de uma mistura de molho de soja e vinagre

2 colher de chá de mel

Para o vinagrete:

Vidro meio Vinagre
Uma pitada de sal Óleo 2 xícaras

Preparação:

1. Frite o tofu cerca de 5 a 10 minutos, com um pouco de azeite, mel, molho de soja, alho e vinagre.
2. Retire do fogo e reserve. Enquanto isso, bata os ingredientes vinagrete e reserve.
3. Sirva a salada primeira colocação aipo e repolho, milho cozido e até cogumelos.
4. Por fim, adicione o tofu e regue com o molho vinagrete.

Tacos Veganos De Lenteja

Ingredientes:

2   taza de lentejas marrones secas
2   lata de 8 onzas de salsa de tomate
2   paquete de mezcla de condimentos para tacos (vegano) Tortillas de maíz o tacos   Lechuga   romana   rallada Rodajas de pepino Tomates frescos picados   Crema   agria   de   soya

Salsa   Guacamole

Instrucciones:

Remoje las lentejas en un tazón grande

hasta que estén blandas, aproximadamente una hora.

Transfiera a una cacerola y mezcle con la salsa de tomate y el condimento para tacos.

Agregue aproximadamente ½ de taza de agua.

Cocine a fuego lento hasta que se caliente por completo.

Cuchara en tacos o tortillas y cubra con cosas como crema agria, salsa, lechuga, pepino y tomate.

Receita De Creme De Milho

- 4 colheres de sopa de farinha de aveia;
- 1 xícara de leite desnatado;
- 2 lata de milho verde em conserva;
- 2 cebola pequena picada;
- 2 colher de sopa de azeite de oliva;
- Sal a gosto;
- Pimenta a gosto;
- Temperos a gosto;

Direção

1. Em uma panela, doure a cebola no azeite.
2. Acrescente o milho e o leite.
3. Reduza a temperatura do fogo.
4. Adicione a farinha de aveia e deixe cozinhar até adquirir mais consistência.
5. Tempere com sal e pimenta à gosto.
6. Pode servir assim ou processado para triturar bem os grãos de milho.

Nuggets De Feijão Preto

Ingredientes

- 1 xícara de farinha de rosca
- 2 dente de alho
- 2 cebola picada
- 4 colheres (sopa) de azeite
- Cebolinha, salsa e pimenta vermelham à gosto
- Sal à gosto
- 2 xícara de farinha de milho pré-cozida
- 2 xícara de feijões pretos cozidos
- 1/2 de xícara de água do cozimento do feijão
- 1 xícara de cenouras ou beterrabas picadas
- 4 colheres (sopa) de farinha de trigo

Modo de Preparo

1. Comece triturando em um processador ou liquidificador os temperos do nuggets junto com a cenoura e a água do feijão.
2. Em um recipiente amasse os feijões grosseiramente; adicione a mistura batida, o azeite, 4 colheres de farinha de trigo e meia xícara de farinha de rosca, mexendo bem a cada ingrediente adicionado.
3. Em outro recipiente, misture a farinha de milho com 4 colheres de farinha de trigo; faça bolinhas com a massa de feijão e passe pela mistura de farinhas.
4. Molde no formato preferido. Unte uma frigideira ou chapa com um

71

pouco de azeite e asse os bolinhos dos dois lados até dourar.